Revue de la Tuberculose

→ → Extrait ← ←

→ → → → MASSON ET Cᵉ, ÉDITEURS
120, Boulevard Saint-Germain, Paris (6ᵉ)

MASSON ET Cie, Éditeurs, 120, boulevard Saint-Germain, PARIS (6e)

REVUE

DE LA TUBERCULOSE

PARAISSANT TOUS LES DEUX MOIS

Sous la Direction de

M. CH. BOUCHARD

Président de l'Œuvre de la Tuberculose.

COMITÉ DE RÉDACTION, MM.

ARLOING, CHAUVEAU, H. CLAUDE, FERRÉ, A. FOURNIER, KELSCH, LANDOUZY,
LANNELONGUE, PIERRE MARIE, RAYMOND, RICHET, H. ROGER.

RÉDACTEUR EN CHEF :

Dr P. NOBÉCOURT
Professeur agrégé de la Faculté de médecine.

SECRÉTAIRE DE LA RÉDACTION :

Dr Georges VILLARET

CONDITIONS DE LA PUBLICATION

Depuis l'année 1904, la **Revue de la Tuberculose**, fondée
en 1893, est publiée en 6 fascicules et forme chaque année un volume
in-8° d'environ 500 pages. Outre des travaux originaux, elle publie des
Revues générales et analytiques, un recueil de faits et un index
bibliographique de tous les travaux concernant la tuberculose.

PRIX DE L'ABONNEMENT :

Paris . . . . 12 francs.
Départements . . . . 14 —
Union postale . . . . 15 —

Adresser tout ce qui concerne la rédaction à M. le Dr NOBÉCOURT, *4, rue
Lincoln*, ou à M. le Dr GEORGES VILLARET, *31, rue d'Anjou*, Paris.

MÉMOIRES ORIGINAUX

TUBERCULOSE ET TRAUMATISME (1)

Par **Léon IMBERT** et **C. ODDO**

I. — Tuberculose en général.

Tuberculose chirurgicale.

Depuis longtemps les rapports de la tuberculose et du traumatisme ont préoccupé les médecins ; mais jamais cette question n'a été plus actuelle que depuis la loi sur les accidents du travail.

Un traumatisme peut-il produire une lésion tuberculeuse? Telle est la question essentielle à laquelle des réponses différentes sont faites suivant la façon dont on l'envisage.

Situation de la question. — Nous devons dire tout d'abord que, bien que les considérations qui suivent s'appliquent naturellement à toutes les formes de la tuberculose, nous envisagerons surtout dans cette première partie les tuberculoses externes, dites chirurgicales, réservant pour le chapitre suivant l'étude de la tuberculose pulmonaire.

La tuberculose ne saurait s'identifier avec le bacille ; la lésion tuberculeuse ne se réduit pas à la présence du microbe en un point de l'économie ; s'il en était ainsi, l'organisme le supporterait sans difficulté ; malheureusement les tissus du corps humain réagissent : ils sont atteints dans leur vitalité par le microbe et les toxines qu'il sécrète. Ainsi se trouve con-

---

(1) Ce travail est extrait d'un volume sous presse sur l'*Évaluation des incapacités.*

stitué le foyer tuberculeux dont le point de départ est la présence du bacille, mais dont on ne peut concevoir l'existence
sans la participation des tissus. Or, cette indifférence de
l'organisme peut se produire : il est certain que nous avons
toujours à notre disposition les bacilles tuberculeux en nombre
suffisant pour provoquer des lésions ; nous les respirons dans
les salles d'hôpital ou bien au voisinage d'un tuberculeux ;
nous les absorbons avec le lait des vaches tuberculeuses ; il
est probable qu'ils se trouvent quelquefois dans notre sang,
et nous ne devenons pas tuberculeux cependant ; c'est que
la résistance de notre organisme est telle qu'il peut lutter
victorieusement contre le microorganisme et le détruire. On
pourrait résumer les lignes précédentes en disant : il n'y a
pas de tuberculose sans bacilles ; mais il peut y avoir des
bacilles sans tuberculose ; l'importance de cette première
notion élémentaire est considérable, on le verra plus loin,
pour l'étude des responsabilités en matière de tuberculose
traumatique.

D'autre part, puisqu'il n'existe pas de tuberculose sans
bacilles, il est bien certain que le traumatisme sera incapable
de créer de toutes pièces la tuberculose ; si une plaie s'est produite, on pourra admettre qu'il aura inoculé le bacille ; mais,
au cas de contusion simple, son action n'est évidemment que
de second ordre, puisqu'elle suppose la présence préalable
du microbe. De là à l'affirmation qu'un traumatisme fermé
est toujours innocent d'une tuberculose subséquente, la distance est vite franchie. Et cependant la conclusion serait certainement injuste ; nous venons d'insister, en effet, sur cette
considération essentielle que les bacilles tuberculeux se
rencontrent parfaitement dans le corps humain sain, que leur
présence y est sans doute fréquente ; or, ils n'y font pas de
lésion ; un porteur de bacilles n'est point un tuberculeux et
l'on ne peut, en tout bon sens, considérer comme une prédisposition à la tuberculose le fait d'avoir absorbé un lait bacillaire ; le lait eût été digéré, les bacilles détruits si le traumatisme ne fût venu jouer un rôle que nous tenterons de préciser ; admettez même une de ces tuberculoses vraies, dont
les statistiques démontrent l'extrême fréquence ; un porteur

de ganglion caséeux, caché au fond du médiastin — et, du reste, impossible à mettre en évidence — est atteint d'une tuberculose du pied à la suite d'un traumatisme ; les bacilles sont fournis par son foyer primitif, c'est vrai, mais le rôle du traumatisme n'est-il pas, lui aussi, essentiel ? Si l'on admet que la simple présence microbienne constitue une prédisposition dont il y a lieu de tenir compte, bien d'autres faits viennent encore choquer la raison : un homme, à la suite d'une contusion, est atteint d'un hématome qui suppure sans infection extérieure ; la chose se voit ; or, la suppuration est conséquence microbienne, c'est donc que le microbe était présent avant l'accident, et il faudrait admettre la prédisposition ? De même, un choc se complique authentiquement de phlébite qui aboutit à la suppuration ; le même raisonnement conclura que le traumatisme n'est pas responsable ou n'est que partiellement responsable.

En résumé, on voit donc que la présence nécessaire du bacille spécifique dans une lésion tuberculeuse ne suffit point à écarter la responsabilité de l'accident ; cette conclusion ne saurait être sérieusement combattue.

Extrême fréquence de la Tuberculose. — Une seconde raison vient encore à l'appui du point de vue qui vient d'être exposé. Les lésions tuberculeuses chez l'homme sont tellement fréquentes qu'elles constituent un état habituel, je veux dire que les tuberculeux sont infiniment plus nombreux que les non tuberculeux si l'on envisage toute la durée de l'existence. Les statistiques ont donné sur ce point des résultats qui sont maintenant connus de tous et que nous nous bornerons à rappeler. Brouardel, Letulle, etc., faisant l'autopsie de sujets morts d'une affection autre que la tuberculose, ont trouvé des lésions bacillaires éteintes ou en évolution chez les deux tiers des sujets morts à un âge avancé. Mieux encore, Nægelé, de Zurich, cité par Jeanbrau, n'a pu trouver un seul cadavre d'homme de plus de trente ans exempt de lésions tuberculeuses ; et Burckardt, sur 1 292 cadavres d'adultes, n'en trouva que 9 p. 100 indemnes de tuberculose ; enfin, pour Harbitz, 42 p. 100 des *enfants* au-dessous de quinze ans, sont infectés de tuberculose. Sans doute, Jeanbrau fait remar-

quer que ces statistiques portent sur des individus sélectés
par la maladie, la misère et les infirmités ; mais ces individus
font précisément partie de la classe ouvrière. Est-on admis,
dès lors, à considérer que la présence du bacille tuberculeux
dans les tissus constitue un état anormal, un état de prédisposition? S'il est vrai, comme semblent le prouver ces statistiques, que les tuberculeux soient beaucoup plus nombreux que les non tuberculeux, on ne peut être surpris que le
traumatisme réveille parfois l'activité de germes qui se
trouvent à peu près en permanence dans le corps humain ;
leur présence est un fait d'habitude dont on ne saurait faire
état pour atténuer la responsabilité de l'accident, pas plus
qu'on ne cherche cette atténuation dans la faiblesse du sque-
lette chez un individu malingre. En somme, on voit que, si nos
connaissances sur le germe tuberculeux semblent au premier
abord réduire à néant le rôle du traumatisme, l'examen atten-
tif des faits conduit, au contraire, à admettre son importance ;
on ne doit pas l'exagérer, mais il est impossible de la nier.

Faits cliniques. — Tant que la clinique ne fut pas limitée dans ses hypothèses par la bactériologie, elle n'hésita pas
à admettre le rôle prépondérant du traumatisme.

La découverte du bacille a apporté au diagnostic de la tuberculose un critérium qui a sensiblement limité le champ du
traumatisme ; mais elle n'a pu diminuer les incertitudes de
la clinique ; les relations nettes entre une tuberculose présente
et un traumatisme passé sont toujours difficiles à établir ;
tous les auteurs admettent cependant la tuberculose traumatique ; mais ils divergent beaucoup lorsqu'il s'agit d'en
apprécier la fréquence ; les évaluations varient entre 5
et 50 p. 100 et même davantage ; c'est dire que tel fait
qui, pour l'un, est nettement démonstratif de l'influence du
traumatisme ne l'est pas pour l'autre. Thiem, Kœnig, etc.,
admettent une proportion de 20 p. 100 ; ce chiffre
paraît représenter l'opinion moyenne. Guder a recueilli
nombre de faits qu'il considère comme démonstratifs. Pietrzi-
kowski, tout en reconnaissant que les tuberculeux préa-
lables sont plus exposés, évalue également à 20 p. 100 la proportion des tuberculoses traumatiques. Jeanbrau a reçu d'un

certain nombre de chirurgiens français et étrangers 76 observations plus ou moins convaincantes.

Tous les faits prêtent assurément aux objections déjà indiquées : à savoir, d'une part, que le blessé était déjà tuberculeux et que, d'autre part, la maladie était déjà localisée à la région traumatisée sans que le malade s'en fût expressément rendu compte. On a fait remarquer depuis longtemps que, par l'effet d'une singulière concordance, les traumatismes relevés comme causes de lésions tuberculeuses sont presque toujours légers ; une plaie, une fracture, un écrasement guérissent ou évoluent chez un tuberculeux exactement de la même façon que chez un sujet sain, c'est-à-dire que la tuberculose ne vient pas se localiser sur le point atteint par l'accident ; la fracture se consolide, la plaie se cicatrise, parfois avec des complications infectieuses, mais sans intervention du bacille de Koch ; au contraire, les antécédents que l'on relève pour une tumeur blanche, par exemple, sont une contusion, une entorse, en somme un choc de minime importance proportionnellement à celui qui fait une fracture ou une luxation. A cette objection, dont on ne peut méconnaître la valeur, les auteurs allemands ont répondu depuis longtemps. Voici leur argumentation, qui était déjà formulée par Volkmann : après un traumatisme violent, les énergiques réactions qui se produisent mettent obstacle au développement du bacille tuberculeux ; au contraire, les petits traumatismes qui ne s'accompagnent pas d'hémorragies et de troubles locaux profonds constituent au microbe un milieu favorable. On ne peut que signaler le caractère spécieux de ce raisonnement qui paraît vraiment dépourvu de bases certaines.

Les faits expérimentaux. — Ils devraient avoir une valeur démonstrative absolue ; mais leurs conclusions ont été si contradictoires ou, pour mieux dire, si diverses que le doute est encore permis.

Les plus anciennes expériences, celles de Max Schuller, datent de 1880 ; cet auteur inoculait des animaux avec des crachats tuberculeux ; puis, il traumatisait les articulations et déterminait ainsi des localisations tuberculeuses : ses résultats venaient donc à l'appui de la doctrine du traumatisme ; ils montraient que, lorsque les bacilles sont en circulation, les contusions peuvent le fixer sur les articulations et localiser des tumeurs blanches.

Mais Max Schuller n'inoculait pas des cultures pures assurément, puisqu'il se servait de crachats. Or, quelques années plus tard, Lannelongue et Achard reprirent ces expériences dans des conditions de précision scientifique plus grandes : ils inoculèrent à des animaux des cultures pures de bacille tuberculeux dans les veines, dans le péritoine, dans la trachée et réalisèrent des traumatismes articulaires d'intensité variable : ils ne purent jamais obtenir de localisations.

Si l'on admet que les deux séries d'expériences ont été conduites rigoureusement, on doit évidemment conclure que la différence des résultats provient de la différence des produits d'inoculation ; les crachats — mélange de bacilles tuberculeux et d'autres microbes — favorisent une localisation traumatique que les cultures pures ne produisent pas. Il me semble que ces expériences n'ont pas été toujours interprétées comme elles doivent l'être. On a, en général, donné la préférence aux résultats de Lannelongue et Achard à cause de leur rigueur plus grande ; mais cette rigueur, qui est très recommandable scientifiquement, est discutable cliniquement, ou plutôt, ils ont montré clairement que le bacille tuberculeux, *à l'état pur*, est moins dangereux que combiné avec d'autres microbes.

Mais les malades ne s'inoculent pas comme des lapins ; ils ne se soumettent pas aux injections de cultures pures. Il n'est certainement pas téméraire de supposer que le bacille de Koch n'a prise sur l'organisme que lorsque sa résistance est affaiblie, et rien ne semble l'affaiblir davantage qu'une infection surajoutée. Les malades atteints de tuberculose traumatique — de *Contusion-Tuberculose*, comme disent les Allemands — se rapprochent plus des expériences de Max Schuller que de celles de Lannelongue et Achard ; leur résistance organique a succombé non devant le bacille tuberculeux isolé, mais devant une coalition microbienne, et, si les recherches de Lannelongue et Achard gardent toujours leur belle tenue scientifique, elles ne sauraient prouver l'inaptitude du traumatisme à provoquer la tuberculose dans les *conditions cli-niques*.

Enfin Petrow répéta les expériences de Lannelongue et Achard qui, dit-il, avaient modifié les idées des médecins et chirurgiens allemands sur les rapports entre le traumatisme et la tuberculose articulaire. Il inocula d'abord à des cobayes des bacilles tuberculeux ; or, à l'autopsie — il n'y avait eu aucun traumatisme — il retrouva des bacilles dans les os et la moelle épinière de plusieurs de ces animaux ; à l'œil nu, les tissus étaient intacts ; il conclut donc que les bacilles en circulation peuvent se fixer dans les os sans y produire de lésions ; ce sont des bacilles tuberculeux sans tuberculose. Dans une autre série d'expériences, il put localiser la tuberculose par des traumatismes articulaires chez des animaux inoculés par la voie sanguine. Ces expériences prouvent en somme que, si l'inoculation répand les bacilles dans les os, le traumatisme peut les y fixer, les aider à y établir des lésions.

Enfin Rodet et Jeanbrau ont voulu répéter ces expériences dans des conditions un peu différentes, mais n'ont jamais réussi à déterminer l'arthrite tuberculeuse traumatique.

De cet ensemble expérimental un peu confus et contradictoire se dégage néanmoins la possibilité pour le traumatisme de localiser le bacille sur un os ou une articulation, de créer, en somme, des tumeurs blanches, sous l'influence de causes adjuvantes variables. En résumé, l'expérimentation vient donc à l'appui de la doctrine qui attribue au traumatisme une influence indéniable et qui pourrait se formuler ainsi, pour les cas envisagés : sans bacilles, pas de tuberculose ; mais sans traumatisme, pas de tumeur blanche.

Mode d'action du traumatisme. — Si nous admettons l'influence de la contusion sur la production de l'arthrite et, d'autre part, la nécessité fondamentale du bacille, comment expliquer l'action du traumatisme?

Tout d'abord, il faut reconnaître que nous ne sommes pas fixés même sur le mode de pénétration du bacille tuberculeux dans l'organisme. On a cru longtemps qu'il était absorbé par la voie respiratoire ; aujourd'hui, sous l'influence des

recherches de Calmette, on admet plutôt le rôle prépondérant de la voie digestive (1); dans tous les cas, l'une des pre-
mières localisations est assurément le poumon. De là, comme
Mosny l'a indiqué, les bacilles peuvent se répandre dans tout
l'organisme par la voie de l'embolie vasculaire sanguine ; ils
sont entraînés par la circulation, pénètrent dans le sang et
s'établissent à demeure dans une région qui leur convient,
articulations, testicule, etc. C'est ainsi assurément que se
produisent les foyers à distance.

L'introduction du bacille, sa progression dans l'économie,
ses localisations se font suivant des types bien connus et que
le rapport de Jeanbrau a contribué à bien préciser.

a) La *tuberculose est inoculée* directement par le traumatisme. Le cas est net et ne prête guère à discussion. Une
ouvrière se pique avec une épingle qui a servi à fixer un linge
tuberculeux ; une lésion cutanée se produit qui peut, cela se
voit, se compliquer de lymphangite, d'adénite axillaire,
entraîner même l'amputation du membre, se terminer par la
mort. L'accident, si insignifiant soit-il, est évidemment responsable sans atténuation. L'enchaînement des faits est d'habitude si facile à suivre que la preuve de la présence des bacilles
sur l'instrument de la lésion n'est point nécessaire ; elle serait,
du reste, difficile à faire.

Le cas suivant pourrait être discuté : une plaie large et à
cicatrisation lente, subit, au cours de son évolution, la trans-
formation tuberculeuse : on peut évidemment supposer une
inoculation secondaire ; si l'ouvrier s'est soumis à des soins
médicaux réguliers, il ne peut, de ce fait, encourir aucune
déchéance ; mais il n'en est pas de même s'il se soustrait à toute
surveillance et surtout s'il travaille en secret pendant sa
période de demi-salaire ; on peut, dans ce cas, contester son
droit à l'indemnité totale.

b) La *tuberculose est localisée ;* ce cas est certainement le plus
fréquent, si l'on met de côté ceux où la lésion existait anté-

---

(1) Thiem fait remarquer que le bacille peut s'introduire par le follicule pi-
leux et les pores de la peau, et il en donne pour preuve l'existence de tubercules
aux mains des laveuses de cadavres ou de linge appartenant à des phtisiques ;
il peut aussi évidemment être inoculé directement par une plaie.

rieurement sur le point blessé ; c'est le vrai cas clinique. Il se
présente ainsi : un ouvrier, ayant travaillé jusqu'au jour de
l'accident, n'ayant notoirement jamais souffert de son pied,
est atteint d'une contusion ou d'une entorse tibio-tarsienne :
il se met au lit ou simplement au repos pour quelques jours ;
mais les douleurs ne s'apaisent pas, l'affection traîne, l'articulation se tuméfie ; au bout de quelques semaines, on est obligé
de se rendre à l'évidence et de reconnaître les caractères de
l'arthrite tuberculeuse, de la tumeur blanche. Cliniquement,
le fait est incontestable ; c'est là, en effet, l'évolution ration-
nelle de la tuberculose traumatique, de la *Contusion-Tuberculose*. On peut chercher à l'expliquer ; mais sur ce point, si
les hypothèses sont permises, la démonstration est pour le
moment impossible.

Partant du principe fondamental qu'il n'est pas de tuberculose sans bacilles, nous admettons donc et la présence des
bacilles et l'action du traumatisme qui transforme cette présence jusque-là inoffensive en lésion tuberculeuse, qui loca-
lise, qui fixe le microbe. La question est de savoir comment
le bacille est venu se loger précisément dans la région atteinte.

On peut supposer tout d'abord que le bacille n'est que de
passage ; il est transporté par le sang, et le traumatisme est
pour lui l'occasion de s'arrêter, d'autant plus aisément que le
sang lui-même peut s'épancher dans les tissus. Jousset a montré que la présence du bacille dans le sang, que la bacillémie
était rare chez les tuberculeux ; elle se constate seulement
au cours de poussées fébriles et d'accidents aigus ; ne peut-on
supposer que c'est précisément la cause pour laquelle le traumatisme produit si rarement la tuberculose, puisqu'il doit
coïncider avec une poussée de bacillémie?

Mais on peut croire aussi que, comme dans les expériences
de Petrow, des bacilles se trouvent dans l'os, dans l'articulation, dans la moelle ; ils y sommeillent sans produire de
lésions, ou peut-être ont déjà fait une tuberculose locale, mais
discrète et sans aucune manifestation clinique ; le traumatisme leur donne l'occasion de développer leur action. Ou bien,
ce foyer primitif, non virulent, sans occuper la région même
qui sera frappée de tuberculose, est voisin ; il est dans les par-

ties molles, dans un ganglion, etc. Le traumatisme, avant de le fixer sur l'articulation, le mobilise par la voie lymphatique. Et ne peut-on alors supposer que l'accident, par la secousse qu'il imprime à tout l'organisme, est susceptible de mobiliser même le microbe d'un foyer éloigné, pulmonaire ou autre, et de le fixer ensuite dans le foyer de contusion ? Enfin, il faut admettre que le blessé peut se contaminer secondairement dans le milieu où il est soigné, surtout à l'hôpital.

Tout cela n'est assurément qu'hypothèses sans fondement ; mais les hypothèses sont quelquefois fécondes et permettent de comprendre le mécanisme de l'infection. De toutes façons, il faut conclure que la région traumatisée n'était pas tuberculeuse avant l'accident et qu'elle l'est devenue après (1).

c) La *tuberculose peut être aggravée* par le traumatisme. Le mouvement, on le sait depuis longtemps, est fatal à l'organe tuberculeux ; que de maux de Pott sont aggravés par la marche, que de coxalgies se trouvent dans le même cas ; or, il ne s'agit que de traumatismes répétés, mais faibles ; on conçoit qu'un choc un peu brusque puisse avoir les mêmes résultats fâcheux ; le fait n'est pas niable.

d) La *tuberculose peut être révélée* par le traumatisme ; elle existait antérieurement : un choc a porté l'attention du malade sur l'organe atteint ; il y trouve une lésion ancienne qu'il croit récente. La chose n'est pas rare — et souvent l'intéressé est de très bonne foi — pour l'épididymite tuberculeuse.

e) Enfin la *tuberculose peut être généralisée* par l'accident, c'est-à-dire qu'elle se répand dans tout l'organisme et frappe divers organes, en particulier les méninges ; l'évolution de la tuberculose généralisée est d'ordinaire rapide et fatale. Mais quel est ici le rôle de l'accident ? Nous avons cru à son importance lorsque Verneuil s'efforçait de nous la démontrer : nous en sommes beaucoup moins convaincus maintenant ; on ne peut guère en nier l'existence, mais on ne croit plus à sa fréquence. Le problème se pose ici comme pour le

(1) Pour qu'une tuberculose puisse être considérée comme traumatique, dit Becker, elle doit réaliser les conditions suivantes :

Relation locale et relation chronologique entre le traumatisme et la lésion : le délai entre l'accident et le premier signe de tuberculose ne doit être ni trop court (quelques semaines), ni trop long (plus d'un an).

cas de la tuberculose localisée : existait-il une lésion des méninges avant l'accident? Mais nous avions affaire tout à l'heure à une tuberculose externe siégeant sur un organe d'habitude intimement lié à la capacité de travail ; le fait qu'un ouvrier ne s'était jamais plaint de son pied, de sa jambe, de sa main, qu'il avait travaillé régulièrement jusqu'à l'accident, nous était une preuve suffisante de son état de santé antérieure. Il n'en est plus de même pour les tuberculoses internes, celles qui sont l'expression habituelle de la généralisation ; dans les premiers stades de la méningite tuberculeuse, de la tuberculose pulmonaire, rien n'empêche l'ouvrier de travailler. Comment, dès lors, apporter un semblant de preuve dans un sens ou dans l'autre ? les éléments d'une conviction vacillante ne peuvent se trouver que dans les antécédents du malade. Le cas est heureusement rare.

Inoculation, localisation, aggravation, révélation, généralisation, tels sont donc les divers mécanismes par lesquels l'accident peut se relier à la tuberculose. Reste à établir sa responsabilité dans ces différents cas.

L'incapacité ouvrière ; éléments d'évaluation.

Point de difficultés pour la tuberculose inoculée ; le traumatisme est intégralement responsable.

*
* *

Les divergences peuvent commencer pour la tuberculose *localisée ;* nous nous sommes déjà expliqué sur l'importance respective, en ces matières, du bacille et du traumatisme, et nous avons conclu que, dans le cas où aucune lésion tuberculeuse n'était cliniquement appréciable avant l'accident, celui-ci doit supporter toutes les conséquences de la maladie ; nous sommes d'accord sur ce point avec la grande majorité des auteurs. La tuberculose localisée, dit Jeanbrau, chez un individu en apparence bien portant, donne droit à l'indemnité entière — avec toutes ses conséquences, peut-on ajouter.

*
* *

La tuberculose *révélée*, nul, je pense, ne le contestera, n'a aucun rapport avec l'accident et ne comporte aucune indemnité.

*
* *

La tuberculose *généralisée* doit être interprétée suivant les mêmes règles que la tuberculose localisée : le traumatisme est responsable. Encore faut-il que la généralisation ne se soit pas produite en prenant pour point de départ des lésions déjà graves et étendues.

En outre, nous avons fait remarquer combien l'observation des malades est difficile, combien il est aisé de commettre des erreurs.

*
* *

Reste enfin le cas de la tuberculose simplement *aggravée*.

Le bon sens clinique nous montre que le traumatisme n'est pas entièrement responsable ; un homme exerçait sa profession avec une coxalgie en évolution ; il avait bien tort ; peut-être ne pouvait-il faire autrement ; s'il est condamné au lit à la suite d'une chute, serait-il équitable et même raisonnable de mettre au compte de l'accident les interminables suites de l'affection ?

Il nous paraît impossible de ne pas tenir compte de la prédisposition. Cependant, en Allemagne, d'après Jeanbrau, il n'est pas tenu compte de l'état antérieur, c'est-à-dire que l'ouvrier est indemnisé comme si l'accident avait vraiment produit la coxalgie ; les législations étrangères sont les unes pour, les autres contre ce principe. En France, la Cour de Cassation a décidé plusieurs fois qu'il n'y a pas lieu de tenir compte de la prédisposition. En d'autres termes, si un blessé, atteint de tumeur blanche du poignet, voit sa maladie s'aggraver à la suite d'un accident au point que l'amputation devienne nécessaire, le patron doit indemniser la perte complète du bras et, au besoin, la mort de l'ouvrier.

Cette conséquence n'est assurément pas équitable. Aussi les

juristes, tout en s'inclinant devant la jurisprudence de la Cour de Cassation, ont-ils cherché à en restreindre les applications. C'est ainsi que Sachet exige les conditions suivantes, pour que soit faite la preuve de l'aggravation réelle par l'accident : 1° que l'accident soit bien caractérisé : la chambre civile de la Cour de Cassation a décidé par exemple que la mort par tuberculose pulmonaire ne pouvait être considérée comme une conséquence de l'accident, alors qu'en diminuant les forces du blessé et en le retenant au lit, il a déterminé une évolution rapide de la maladie et hâté le dénouement fatal ; 2° que l'aggravation soit bien caractérisée et se rattache nettement à l'accident ; 3° que les premiers signes de l'aggravation se soient manifestés quelques jours au plus après l'accident ; 4° que la maladie préexistante ne soit pas arrivée à cette période où la mort n'est plus qu'une question de jours.

Il nous paraît que ces conditions, très généralement admises, sont de nature à atténuer très sensiblement les conséquences de la jurisprudence de la Cour suprême.

Pour conclure, on voit que l'accord est complet sur la tuberculose inoculée, la tuberculose localisée, la tuberculose généralisée, qui, dans les conditions déjà indiquées, doivent être indemnisées complètement ; la tuberculose révélée, qui ne mérite aucune indemnité.

Le désaccord persiste sur la tuberculose aggravée : la jurisprudence de la Cour de Cassation conduit à son sujet à des conséquences médicalement inadmissibles, mais atténuées par les conditions qu'a formulées Sachet.

Evaluation de l'incapacité ouvrière. — Est-il possible de donner les principes généraux de l'évaluation des tuberculoses chirurgicales ?

Dans une tuberculose chirurgicale, il faut voir, à ce point de vue, deux éléments distincts : la tuberculose, maladie générale ou toujours susceptible de se généraliser, et la lésion locale.

Cette dernière doit être interprétée comme le fait d'une maladie en évolution jusqu'au jour où la guérison peut être considérée comme acquise avec ou sans intervention chirurgicale. Or, à ce dernier point de vue, les tuberculoses externes se divisent en deux catégories : celles qui peuvent être sûrement guéries par l'amputation (tuberculoses du pied et du genou, de la main et du coude), et celles où l'amputation ne saurait être indiquée (tuberculose de l'épaule, de la hanche, sacro-coxalgie, tuberculose costale, etc.). Pour la première catégorie, les soins nécessaires seront très prolongés et on ne se décidera à l'amputation que dans l'impossibilité de faire autrement ou sur la demande formelle du malade. Si le blessé guérit sans amputation, il conserve presque toujours une ankylose qui doit être évaluée comme telle, mais dont le chiffre doit être majoré à notre avis de 10 à 15 p. 100 au plus pour tenir compte de la possibilité des récidives ; s'il y a lieu d'amputer, c'est la suppression du membre qui règle l'indemnité.

Dans les cas où la ressource radicale de l'amputation n'existe pas, on peut aussi obtenir la guérison ; celle-ci se fait également par ankylose en bonne ou mauvaise position ; mais il arrive malheureusement que le blessé, sans succomber à l'infection tuberculeuse, n'arrive pas à guérir sa lésion locale ; en d'autres termes, les fistules persistent. Or, l'incapacité de travail au sens strict du mot n'est pas toujours certaine dans ce cas ; on voit ces hommes quelquefois gagner leur vie et même celle de leur famille. Mais leur capacité de travail est si précaire, elle est surtout soumise à tant de menaces pour l'avenir, l'infection locale représente un tel danger pour la santé générale, qu'il est préférable, à notre avis, de considérer ces blessés comme atteints d'incapacité absolue. Cette résolution ne sera prise, bien entendu, qu'après traitement prolongé ; mais elle s'imposera à cette période où chacun, ouvrier, patron, médecin, est découragé ; l'inefficacité thérapeutique est certaine ; l'ouvrier, fatigué de traitements inutiles et douloureux, ne demande qu'à s'employer dans la mesure de ses moyens pour augmenter ses ressources, et la Compagnie préfère terminer un litige qui menace de s'éterniser.

II. — TUBERCULOSE PLEURO-PULMONAIRE

Ainsi que l'a très bien dit Mosny, les traumatismes de la région thoracique ont de tout autres conséquences chez les tuberculeux atteints de lésions pulmonaires avérées ou latentes, que ceux qui portent sur une région plus ou moins éloignée du foyer bacillaire originel.

Les contusions thoraciques exercent presque toujours une influence profonde immédiate ou rapide sur l'évolution des lésions tuberculeuses pleuro-pulmonaires. C'est qu'alors, en effet, le traumatisme agit directement sur le foyer tuberculeux originel, sans qu'on puisse prévoir où s'arrêtera l'impulsion donnée par le traumatisme à ces lésions pleuro-pulmonaires, qui parfois s'étendent et se généralisent avec une rapidité surprenante.

On peut diviser les cas de tuberculoses traumatiques, au point de vue qui nous occupe, en deux catégories, suivant que le sujet était réputé sain avant l'accident ou que le traumatisme est survenu chez un tuberculeux avéré.

Tuberculose pleuro-pulmonaire traumatique chez un individu réputé sain. — Chacun de nous a observé des faits semblables. Je puis en citer un pris dans ma clientèle privée. Un jeune lieutenant de cavalerie, de santé parfaite, fait une chute de cheval sur l'épaule gauche ; il se fracture la clavicule et, à la suite de la chute, survient une arthrite scapulaire nécessitant des massages et une mobilisation fort douloureuse. En cours de traitement, il me consulte pour un zona scapulaire au-dessous duquel je découvre une tuberculose du sommet qui évolue en quelques mois. Dans un espace de dix-huit mois, pendant lesquels j'ai été chargé d'un service de tuberculeux dans les hôpitaux de Marseille, je n'ai pas vu moins de quatre cas de tuberculose pulmonaire consécutive à une fracture de la clavicule et localisée au sommet correspondant.

Hémoptysie post-traumatique. — C'est, suivant la remarque de Mosny, généralement par une hémoptysie soudaine que s'annonce, aussitôt après le traumatisme, le début apparent de la tuberculose. Chauffard a rapporté le cas d'un traumatisme violent suivi de fracture de la clavicule et d'une hémoptysie abondante. Quelques mois après, le malade succomba, et la présence d'une caverne pulmonaire dans le voisinage immédiat du cal de la fracture attesta, pour ainsi dire, l'influence du traumatisme sur l'évolution de la tuberculose. Mosny, qui rappelle ce fait, en rapporte lui-même deux autres semblables, et, dans l'un d'eux, l'hémoptysie, bien que d'apparence traumatique, conséquence immédiate d'une plaie pénétrante de poitrine, était en réalité une hémoptysie tuberculeuse ayant marqué le début d'une tuberculose pulmonaire jusqu'alors demeurée latente et parfaitement réveillée par un traumatisme intercurrent.

« En effet, dit Mosny (1), la déchirure du poumon par les côtes fracturées peut bien, il est vrai, donner lieu à l'expuition de quelques crachats sanglants, expectoration hémoptoïque toujours peu abondante, très fugace, qui s'accompagne parfois d'œdème sous-cutané de la paroi thoracique, voire même de pneumothorax. Mais cette expectoration sanguinolente ne peut guère en imposer pour une hémoptysie d'origine tuberculeuse ; or, *c'est toujours à la tuberculose que l'on doit songer lorsque, après un traumatisme, surviendra une expectoration hémoptoïque quelque peu prolongée.* »

Tuberculose traumatique à forme pneumonique et bronchopneumonique. — Lorsque, à la suite d'un traumatisme thoracique, un blessé était atteint de pneumonie qui bientôt aboutit à la tuberculose, on admettait, il n'y a pas très longtemps encore, que la pneumonie traumatique était l'intermédiaire entre le traumatisme et l'infection tuberculeuse (Jaccoud). Pour Thomas Harris, la lésion intermédiaire est, dans ce cas, la pachypleurite hémorragique ; pour d'autres, c'est la spléno-pneumonie, ou encore la broncho-pneumonie. Mais, quelque forme qu'elle revête, les auteurs modernes admettent que *la lésion pulmonaire est d'emblée tuberculeuse.* Le plus souvent, en effet, une hémoptysie marque le début du processus, et cette hémoptysie, nous venons de le voir, n'est pas une conséquence mécanique du traumatisme, mais bien

____

(1) Mosny, *loc. cit.*, p. 37.

une manifestation tuberculeuse. D'autres fois, il est vrai, cette hémoptysie manque ; mais l'évolution rapide d'une pneumonie caséeuse donne bien la preuve de la nature bacillaire d'emblée des accidents. Chez d'autres blessés, c'est la spléno-pneumonie aboutissant à la pleurésie séreuse toujours bacillaire, à la symphyse pleurale. D'autres enfin tombent dans la phtisie commune, à une échéance plus ou moins éloignée.

Or, dit encore Mosny, « dans aucun de ces cas, le traumatisme n'a créé la tuberculose ; dans aucun cas il n'a préparé le terrain à la greffe tuberculeuse grâce à l'intermédiaire d'une pleurésie franche ou d'une pleurésie simple ; il s'est simplement borné à révéler l'existence d'une tuberculose latente. Il en a révélé la présence parce qu'il en a réveillé l'activité, et l'on comprend ainsi combien a été funeste son intervention, puisque, sans elle, la tuberculose aurait pu demeurer indéfiniment latente ou définitivement guérie ».

Et c'est là encore le point essentiel au point de vue de la responsabilité de l'accident. C'est bien au traumatisme qu'elle incombe, puisque, antérieurement à l'accident, rien ne distinguait le blessé d'un sujet sain et que la tuberculose a été la conséquence directe du traumatisme.

Pleurésie séreuse traumatique tuberculeuse. — En étudiant, dans un paragraphe précédent (1), la pleurésie traumatique, nous avons vu qu'elle doit toujours être considérée comme une manifestation de nature tuberculeuse, au même titre que la pleurésie séreuse simple dite *a frigore* et, comme elle, « monnaie de tuberculose », suivant l'expression célèbre de Landouzy. Nous avons déjà insisté sur ce point, et, si nous y revenons ici, c'est que la pleurésie séro-fibrineuse, qui est si souvent la seule conséquence apparente du traumatisme thoracique, est l'une des plus fréquentes, sinon la plus fréquente de toutes les manifestations post-traumatiques de l'infection tuberculeuse. La plèvre est, en effet, plus exposée que le poumon au traumatisme. Or, le traumatisme, pour produire un épanchement pleural, a simplement provoqué

(1) Voy. Léon IMBERT, C. ODDO, P. CHAVERNAC : *Accidents du Travail ; Manuel des Évaluations*, Masson, éditeur.

la propagation à la plèvre d'une tuberculose pulmonaire préexistante et constatable ou entièrement latente. Il n'est pas besoin, pour cela, d'un traumatisme violent, et moins le choc a été brutal et plus il apparaît que son action a été révélatrice d'une lésion latente et méconnue. D'ailleurs, comme le fait remarquer Mosny, dont nous reproduisons les termes, la nature tuberculeuse de ces pleurésies traumatiques n'est pas une simple vue de l'esprit ; l'observation clinique prolongée de ces malades le démontre et aussi les résultats positifs de l'inoculation au cobaye du liquide pleural qui a donné des résultats positifs à Chauffard, Herbert son élève, à Barjon et Lesieur, à Mosny, etc., et enfin la séro-agglutination tuberculeuse d'Arloing. Il est à croire que, dans ces cas, le traumatisme a ouvert une lésion fermée et que l'infection bacillaire locale sanguine et lymphatique se répand d'abord dans les points les plus immédiatement traumatisés, là où l'appelle et la fixe la congestion déterminée par le traumatisme, c'est-à-dire les tissus sous-pleuraux et pleuraux.

En ce qui concerne le dommage résultant de la pleurésie séreuse traumatique tuberculeuse, il ne faut pas se fier à l'évolution immédiate qui est souvent favorable. La tuberculose antérieure ne peut qu'être aggravée par la pleurésie ; les troubles fonctionnels peuvent disparaître ; mais, en examinant attentivement le blessé, on constate qu'il persiste de la diminution de la sonorité à la base, de l'obscurité de la respiration, des signes de symphyse pleurale, trop souvent aussi des modifications du sommet qui sont une menace pour l'avenir. De telle sorte qu'un pleurétique en apparence guéri reste sous la menace d'une généralisation tuberculeuse, d'une tuberculose pulmonaire et consomptive, et en tout cas reste un demi-valide incapable de se livrer désormais au travail pénible et fatigant qu'il assurait avant son accident.

En résumé, dit Mosny, le traumatisme simple sans plaie ne crée pas la tuberculose ; il en réveille l'activité et en revèle l'existence lorsqu'elle est latente, à la condition, toutefois, surtout dans le cas de lésions latentes, que le traumatisme porte dans le voisinage de la lésion préexistante, qu'il s'agisse en un mot d'un traumatisme de la région thoracique. Le traumatisme doit donc être tenu pour responsable de l'évolution ultérieure de cette tuberculose et de l'infériorité définitive qui en résulte chez les sujets qui jusqu'alors paraissaient sains et robustes et de la mort qui peut s'ensuivre.

Cette responsabilité est-elle limitée? Elle serait entière si le traumatisme avait créé la tuberculose, ce qui n'est jamais le cas. Elle est incontestable, parce que, si on admet que toute autre cause qu'une contusion légère aurait pu entraîner les mêmes conséquences, il faut aussi reconnaître que, sans l'intervention du traumatisme, une tuberculose peu avancée dans son évolution aurait pu guérir ou permettre une survie plus ou moins longue compatible avec l'exercice d'une profession peu fatigante.

Il faut considérer que, dans les cas que nous envisageons de tuberculose révélée par le traumatisme, il s'agit de sujets présentant toutes les apparences de la santé, capables d'exercer une profession pénible en dépit de l'existence de lésions tuberculeuses latentes. « Le traumatisme révélateur de lésions tuberculeuses latentes, dit Mosny, a donc porté au sujet qui l'a subi le plus grave préjudice, puisque, d'un sujet sinon sain, du moins bien portant, il a fait irrévocablement un malade ou infirme désormais et définitivement incapable de tout travail prolongé, et puisque parfois même il a été la cause déterminante de la mort. »

Influence du traumatisme sur une tuberculose antérieure avérée. — Un sujet nettement tuberculeux pulmonaire reçoit un coup sur une articulation ; le traumatisme détermine une arthrite ou une ostéite tuberculeuse et, par un choc en retour, la tuberculose pulmonaire subit une aggravation plus ou moins considérable.

Vibert rapporte le cas suivant : un homme déjà tuberculeux est renversé par une voiture, reçoit des contusions en divers endroits du corps et, neuf jours après, a un abcès de la marge de l'anus qui laisse une large fistule ; en même temps la tuberculose pulmonaire devient une phtisie galopante qui emporte le malade six mois après l'accident. Dans ce cas, il est très probable qu'il n'y a pas eu de traumatisme à l'anus. L'abcès existait peut-être antérieurement, malgré les affirmations du blessé ; en tout cas, il a pris une marche aiguë à la suite de l'accident, et bientôt après la tuberculose pulmonaire a pris elle-même une marche très rapide. Antérieurement à l'accident, bien que cet homme fût tuberculeux, il continuait à travailler régulièrement ; comme il n'y avait pas de traumatisme de la poitrine, il faut admettre que l'aggravation de l'état général est due à la dépression générale de l'organisme résultant de l'accident.

Du reste, le dépérissement général de l'organisme à la suite de traumatismes plus ou moins éloignés est général chez les sujets antérieurement tuberculeux et détermine presque constamment l'aggravation de la tuberculose pulmonaire.

L'action du traumatisme est beaucoup plus directe lorsqu'il porte sur le thorax, déterminant des lésions de la paroi ou une simple contusion pouvant retentir sur les parties sous-jacentes en voie de tuberculose ; qu'il se produise ou non un raptus hémorragique, une simple contusion pulmonaire, une pneumonie ou une broncho-pneumonie, une poussée pleurale, le résultat est l'aggravation rapide des lésions antérieures qui reçoivent comme un coup de fouet et évoluent plus ou moins vers la caséification, l'extension en surface et en profondeur, l'extension au côté opposé et, dans un grand nombre de cas, une pleurésie simple ou suppurée.

De telle sorte que l'on peut considérer trois catégories de cas en matière d'aggravation traumatique d'une tuberculose antérieure :

1° Action directe du traumatisme sur un foyer tuberculeux plus ou moins actif (coxalgie, tuberculose pulmonaire, etc.). . Le traumatisme, en pareil cas, réveille l'activité d'un foyer plus ou moins torpide jusque-là, ou bien il accélère une tuberculose à marche plus ou moins rapide ;

2° Action du traumatisme sur un point éloigné, au niveau duquel il détermine une greffe tuberculeuse, qui peut à son tour retentir sur l'état pulmonaire du sujet, de telle sorte qu'en pareil cas le rôle aggravant de tuberculose est double, puisqu'il aggrave la lésion pulmonaire après avoir amené la tuberculose sur le point traumatisé ;

3° Action du traumatisme sur l'état général du sujet ; il

amène par là une aggravation des lésions tuberculeuses pulmonaires.

Quel est, dans ces diverses éventualités, le préjudice causé au blessé par l'accident?

Un accident même minime est susceptible d'amener une aggravation considérable de la tuberculose préexistante, et le préjudice n'est pas douteux. Mais quelle en est la mesure? Ceci est plus difficile à établir. Car, ainsi que le fait remarquer Mosny, que serait devenu le tuberculeux sans l'accident du travail? Aurait-il été guéri de sa tuberculose? Aurait-il plus ou moins longtemps survécu? La maladie aurait-elle été compatible avec l'exercice d'une profession même peu fatigante? ou bien aurait-elle fait de lui un infirme impropre à tout travail? Il est presque impossible de répondre à ces questions. Il faut tenir compte de tous les éléments inhérents au sujet lui-même : antécédents héréditaires et personnels, évolution aiguë ou chronique de la lésion, période de la tuberculose, état général du blessé, etc., et, d'après ces données, évaluer l'évolution qu'aurait suivie la tuberculose sans l'accident. La réponse ne peut être inspirée que par de simples présomptions, et ces présomptions ne peuvent servir de base à la décision du tribunal.

Mais, en règle générale, un tuberculeux, surtout s'il s'agit d'un ouvrier dont les lésions sont vieilles, aurait les plus grandes chances de devenir un infirme définitif. Or, s'il est certain, dit Mosny, que tout traumatisme portant dans le voisinage immédiat des lésions a les plus grandes chances d'en activer les progrès, il est non moins évident que le préjudice a été faible, puisqu'il s'agissait d'un infirme dont l'existence était déjà gravement compromise.

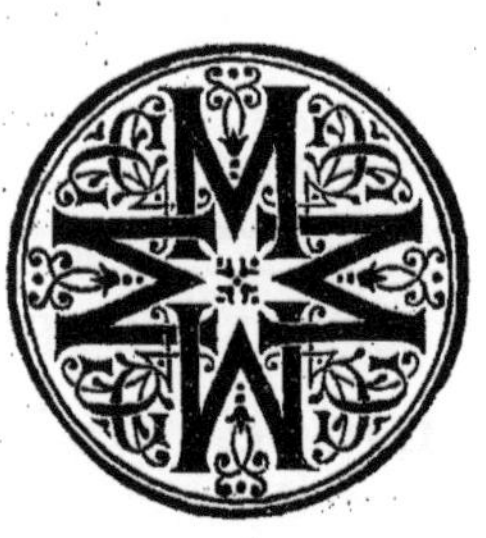